El Asombroso Libro De Cocina De La Dieta Mediterránea

La Guía Completa Con Recetas De La Dieta Mediterránea Fáciles De Seguir Para Disfrutar De La Comida Y Vivir Más Tiempo Y Con Salud

Hilary Anderson
Carolina Caballero

Tabla de contenido

Introducción

Gracias por comprar **El Asombroso Libro De Cocina De La Dieta Mediterránea:** La Guía Completa Con Recetas De La Dieta Mediterránea Fáciles De Seguir Para Disfrutar De La Comida Y Vivir Más Tiempo Y Con Salud

La forma en que la dieta mediterránea Trabajar Varios estudios de investigación han demostrado que la dieta mediterránea también ofrece elementos nutricionales necesarios que sin duda podrían ayudar a su sistema contra el envejecimiento, enfermedades emocionales, trastornos intestinales, complejidades hereditarias, problemas de la piel, y varias otras enfermedades.

Los amigos de científicos en los estudios de estados unidos que el plan dietético que ve su contenido bajo del carbohidrato así como sus resultados probables. Además, revelaron que la dieta era efectiva en la prevención de la enfermedad coronaria y también aumentaba la esperanza de vida promedio del área estudiada.

Vivir una vida sana sobre la dieta mediterránea.

Los extraordinarios beneficios de comer a la manera mediterránea

Estilo de vida saludable y largo

La cocina mediterránea es más conocida como la cocina más popular del planeta, y la dieta no divaga demasiado. Como está situado en verduras y frutas, aceites saludables y granos enteros, además de carne magra y pescado, no es difícil encontrar por qué esta dieta se considera saludable. Mezcla

tomar una copa de vino, y te has conseguido un placer,
comida fácil de ir.

Huesos fuertes

La osteoporosis ocurre una vez que el cuerpo es incapaz de
sanar los huesos como consecuencia de una falta, e incluso el
hueso se ha perdido, mientras que apenas queda hueso, o
ambos. Como consecuencia de esta enfermedad, los huesos se
vuelven quebradizos y podrían estallar de colapso o en
circunstancias más extraordinarias, bultos manejables o
estornudos. El alto grado de grasas saludables y aceite de
coco proporciona elementos nutricionales que pueden ayudar
con la densidad ósea. En una investigación publicada en la
revista JAMA Internal Medicine, los científicos estudiaron a
90.000 mujeres con una edad media de 64 años. Las señoras
tuvieron menos incidentes de rotura ósea y también redujeron
la velocidad de la osteoporosis.

Corazón sano

Los signos científicos unen fácilmente la buena salud del corazón con comidas particulares, principalmente frutas, verduras, aceite de coco y nueces. ¡La dieta mediterránea lo tiene todo! La dieta mediterránea se trata de resaltar las grasas. En lugar de trabajar con el petróleo para beber habitual, el plan dietético emplea aceite de coco, que comprende grasa saludable que es ideal para el centro de uno. Dicho esto, la dieta mediterránea ayudará a disminuir su probabilidad de colapso coronario. Una dieta mediterránea contiene alimentos junto con grasas monoinsaturadas como el aceite de coco en lugar de alimentos grasos como la mantequilla. La dieta mediterránea comprende naturalmente la mayoría de los cambios cruciales de la dieta que podrían continuar manteniendo su corazón en forma de punta.

Pérdida de grasa

Aunque el enfoque principal en esta dieta no es la reducción de grasa, es seguro que ayudará con esto si eso es lo que está buscando. Aquí está la idea de la opinión: alimentos limpios y frescos junto con granos enteros, grasas, azúcar en la sangre y toneladas de líquidos combinados con grandes cantidades de ejercicio. Al cambiar a comidas bien equilibradas y una forma de vida saludable, usted va a perder peso sin siquiera causar desequilibrios extremos en el sistema. Además, se entiende que las dietas alimentarias, al igual que la dieta mediterránea, ayudan a perder peso. ¡La única realidad de dejar de comer comida chatarra y alimentos procesados con azúcar y grasas poco saludables sería un comienzo perfecto para la pérdida de peso!

desayuno

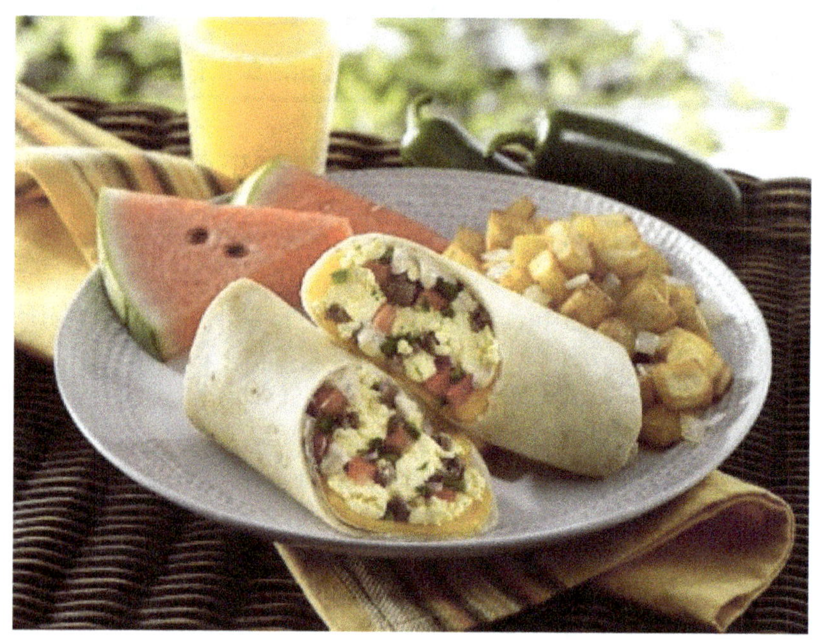

Tazones vegetarianos

Tiempo de preparación: 10 minutos

Tiempo de cocción: 5 minutos

Porciones: 4

ingredientes:

•Una cucharada de aceite de oliva

•Espárragos de 1 libra, recortados y cortados

aproximadamente

•3 tazas de col rizada, triturada

•3 tazas coles de Bruselas, trituradas

•1/2 taza de hummus

•Un aguacate, pelado, picado y en rodajas

•Cuatro huevos, hervidos suavemente, pelados y cortados en

rodajas

Para el apósito:

•Dos cucharadas de zumo de limón

•Un diente de ajo, picado

•Dos cucharaditas de mostaza de Dijon

•Dos cucharadas de aceite de oliva

•Sal y pimienta negra al gusto

Indicaciones:

1.Calentar una sartén con dos cucharadas de aceite a fuego

medio-alto, añadir los espárragos y saltear durante 5 minutos,

removiendo a menudo.

2.In un bol, combine las otras dos cucharadas de aceite con el

jugo de limón, el ajo, la mostaza, la sal y la pimienta y batir

bien.

3.In una ensala, combine los espárragos con la col rizada, los

brotes, el hummus, el aguacate y los huevos y arroje

suavemente.

4.Añadir el aderezo, el toste, y servir para el desayuno.

nutrición:

•Calorías: 323 Grasa: 21 g

•Fibra: 10.9 g Carbohidratos: 24.8 g

Desayuno Tostadas

Tiempo de preparación: 15 minutos

Tiempo de cocción: 6 minutos

Porciones: 6

ingredientes:

•1/2 cebolla blanca en dados

•Un tomate picado

•Un pepino, picado

•Una cucharada de cilantro fresco, picado

•1/2 pimiento jalapón picado

•Una cucharada de jugo de lima

•Seis tortillas de maíz

•Una cucharada de aceite de canola

•2 oz de queso Cheddar, rallado

•1/2 taza de frijoles blancos, en conserva, escurridos

•Seis huevos

•1/2 cucharadita de mantequilla

•1/2 cucharadita de sal marina

Indicaciones:

1.Hacer Pico de Gallo: En el plato de ensalada, combinar cebolla blanca en dados, tomate, pepino, cilantro fresco y pimiento jalapán.

2.Luego agregue el jugo de lima y una cucharada de 1/2 cucharada de aceite de canola. Mezcle bien la mezcla. Pico de Gallo se cocina.

3. Después de esto, precaliente el horno a 390F.

4.Forr la bandeja con papel de hornear.

5.Coloque las tortillas de maíz en el papel de hornear y cepille con el aceite de canola restante de ambos lados.

6.Hornear las tortillas durante 10 minutos o esperar hasta que empiecen a estar crujientes.

7.Enfriar bien las tortillas crujientes cocidas.

8.Mientras tanto, ladifique la mantequilla en la sartén.

9.Crack los huevos en la mantequilla derretida y espolvorearlos con sal marina.

10.Freír los huevos hasta que las claras se vuelvan claras (cocidas). Aproximadamente 3-5 minutos a fuego medio.

11.Después de esto, triturar los frijoles hasta que obtenga una textura de puré.

12.Spread el puré de frijoles en las tortillas de maíz.

13.Añadir huevos fritos.

14.A continuación, rematar los huevos con Pico de Gallo y queso Cheddar rallado.

nutriciÓn:

•Calorías: 246

•Grasa: 11,1 g

•Fibra: 4,7 g

•Carbohidratos: 24,5 g

•Proteína: 13,7 g

Cacerola de quinua y huevos

Tiempo de preparación: 10 minutos

Tiempo de cocción: 23 minutos

Porciones: 4

ingredientes:

• Cuatro rodajas de tocino, cocidas y desmenuzadas

• Una llovizna de aceite de oliva

• Una cebolla roja pequeña, picada

• Un pimiento rojo picado, picado

• Una batata, rallado

• Un pimiento verde, picado

• Dos dientes de ajo picados

• 1 taza de setas blancas, cortadas en rodajas

• 1/2 taza de quinua

• 1 taza de caldo de pollo

• Cuatro huevos fritos

• Sal y pimienta negra al gusto

Indicaciones:

1.Calentar una sartén con el aceite a fuego medio-bajo, añadir la cebolla, el ajo, los pimientos, la batata, y las setas, lanzo y saltear durante 5 minutos.

2.Añadir la quinua, lanar y cocinar durante un minuto más.

3.Añadir el caldo, la sal y la pimienta. Remover y cocinar durante 15 minutos.

4.Divida la mezcla entre platos, rematar cada porción con un huevo frito, espolvorear un poco de sal, pimienta, tocino desmenuzado y servir el desayuno.

nutriciÓn:

•Calorías: 304 Grasa: 14 g

•Fibra: 3,8 g Carbohidratos: 27,5 g

•Proteína: 17,8 g

Muffins de quinua

Tiempo de preparación: 10 minutos

Tiempo de cocción: 30 minutos

Porciones: 12

ingredientes:

•1 taza de quinua, cocinada

•Seis huevos batidos

•Sal y pimienta negra al gusto

•1 taza de queso suizo, rallado

•Una pequeña cebolla amarilla, picada

•1 taza de setas blancas, cortadas en rodajas

•1/2 taza de tomates secados al sol, picados

Indicaciones:

1.In un bol, combinar los huevos con sal, pimienta, y el resto de los ingredientes y batir bien.

2.Divida esto en una sartén de muffin de silicona, hornee a 350 grados F durante 30 minutos y sirva el desayuno.

nutrición:

• Calorías: 123

• Grasa: 5,6 g

• Fibra: 1,3 g

• Carbohidratos: 10,8 g

• Proteína: 7,5 g

Revuelto de huevos de aguacate

Tiempo de preparación: 8 minutos

Tiempo de cocción: 15 minutos

Porciones: 4

ingredientes:

•Cuatro huevos, batidos

•Una cebolla blanca, en dados

•Una cucharada de aceite de aguacate

•Un aguacate, finamente picado

•1/2 cucharadita de escamas de chile

•1 oz de queso Cheddar, rallado

•1/2 cucharadita de sal

•Una cucharada de perejil fresco

Indicaciones:

1.Verter aceite de aguacate en la sartén y llevarlo a ebullición.

2.Luego añadir la cebolla en dados y asarla hasta que esté marrón claro.

3. Mientras tanto, mezcle las escamas de chile, los huevos batidos y la sal.

4.Verter la mezcla de huevos sobre la cebolla cocida y cocinar la mezcla durante 1 minuto a fuego medio.

5.Después de esto, revuelca bien los huevos con la ayuda del tenedor o la espátula. Cocine los huevos hasta que estén sólidos pero suaves.

6.Después de esto, agregue el aguacate picado y el queso rallado.

7.Revuelva bien el revuelto y transfiera en los platos de servicio.

8.Espolvorear la comida con perejil fresco.

nutriciÓn:

•Calorías: 236

•Grasa: 20,1 g

•Fibra: 4 g

•Carbohidratos: 7,4 g

•Proteína: 8,6 g

Pimientos cocidos a fuego lento Frittata

Tiempo de preparación: 10 minutos

Tiempo de cocción: 3 horas

Porciones: 6

ingredientes:

•1/2 taza de leche de almendras

•Ocho huevos batidos

•Sal y pimienta negra al gusto

•Una cucharadita de orégano, seco

•Una y 1/2 taza de pimientos asados, picados

•1/2 taza de cebolla roja, picada

•4 tazas de rúcula bebé

•1 taza de queso de cabra, desmenuzado

•Spray de cocina

Indicaciones:

1.In un bol, combinar los huevos con sal, pimienta y orégano y batir.

2.Engrase su olla lenta con el spray de cocción, arregle los

pimientos y los ingredientes restantes, y vierta la mezcla de

huevos sobre ellos.

3.Cierre la tapa, luego configure y cocine en baja durante 3

horas.

4.Dividir la frittata entre platos y servir.

nutrición:

•Calorías: 259 Grasa: 20.2 g Fibra: 1 g

•Carbohidratos: 4.4 g Proteína: 16.3 g

bocadillo

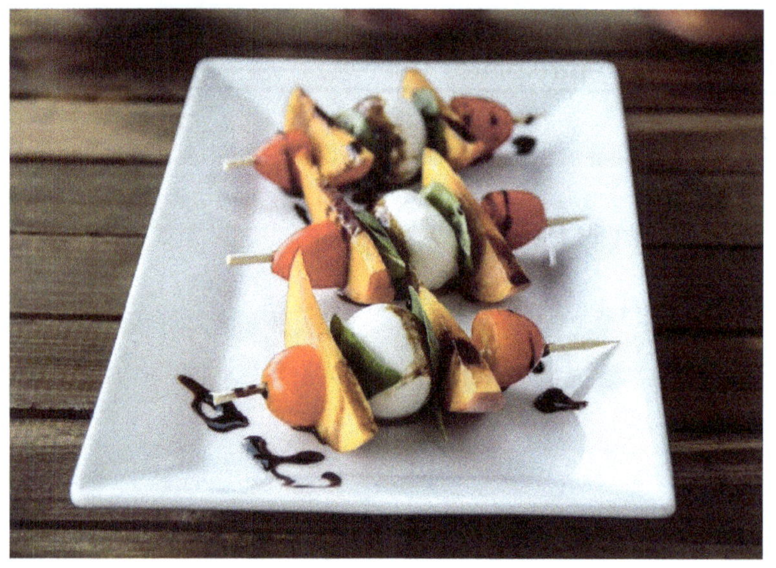

Nachos con Hummus (Inspirado en el Mediterráneo)

Tiempo de preparación: 15 minutos

Tiempo de cocción: 20 minutos

Porciones: 4

ingredientes:

• 4 tazas de chips de pita salados

• 1 (8 oz.) pimiento rojo (asado)

• Hummus

• 1 cucharadita de cáscara de limón finamente triturada

• 1/4 taza de aceitunas Kalamata picadas picadas

• 1/4 taza de queso feta desmenuzado

• 1 ciruela (Roma) tomate, sembrado, picado

• 1/2 taza de pepino picado

• 1 cucharadita de hojas de orégano frescas picadas

Indicaciones:

1.Precaliente el horno a 400 ° F. Coloque las virutas de pita en un plato a prueba de calor y llovizna con hummus.

2.Top con aceitunas, tomate, pepino y queso y hornear hasta que se caliente. Espolvoree ralladura de limón y orégano y disfrute mientras hace calor.

nutrición:

•Calorías: 130

•Carbohidratos: 18g

•Grasa: 5g

•Proteína: 4g

Fechas rellenas de pistacho

Tiempo de preparación: 10 minutos Tiempo de cocción: 0

minutos

Porciones: 4

ingredientes:

•1/2 taza de pistachos sin asalar descascarados

•1/4 cucharadita de sal kosher

•8 Fechas medjool, picadas

Indicaciones:

1.In un procesador de alimentos, agregue la sal y los

pistachos. Procesar hasta que se combine con mantequilla de

nuez gruesa, de 3 a 5 minutos.

2.Split abrir los dátiles y cuchara la mantequilla de nuez de

pistacho en cada mitad.

nutrición:

•Calorías: 220 Grasa Total: 7g Colesterol: 0mg

•Carbohidratos totales: 41g Proteína: 4g

Speedy Sweet Potato Chips

Tiempo de preparación: 15 minutos

Tiempo de cocción: 60 minutos Porciones: 4

ingredientes:

•1 batata grande

•1 cucharada de aceite de oliva virgen extra

•Sal

Indicaciones:

1.Precaliente el horno a 300 ° F. Corta tu papa en rebanadas bonitas y finas que se asemejan a las papas fritas.

2.Lanzar las rodajas de patata con sal y aceite de oliva virgen extra en un bol. Hornear durante aproximadamente una hora, volteando cada 15 minutos hasta que esté crujiente y dorado.

nutrición:

•Calorías: 150 carbohidratos: 16g

•Grasa: 9g Proteína: 1g

Cintas de calabaza de verano con limón y ricotta

Tiempo de preparación: 20 minutos

Tiempo de cocción: 0 minutos

Porciones: 4

ingredientes:

•Dos calabacín medianos o calabaza amarilla

•1/2 taza de queso ricotta

•Dos cucharadas de menta fresca, picada, más hojas de menta

adicionales para la guarnición

•Dos cucharadas de perejil fresco, picado

•Ralladura de 1/2 limón

•Dos cucharaditas de zumo de limón

•1/2 cucharadita de sal kosher

•1/4 cucharadita de pimienta negra recién molida

•Una cucharada de aceite de oliva virgen extra

Indicaciones:

1. Usando un pelador de verduras, haga cintas pelando la calabaza de verano longitudinalmente. Las cintas de calabaza se asemejarán a la pasta ancha, pappardelle.

2.In un tazón, mezcle el queso ricotta, la menta, el perejil, la ralladura de limón, el jugo de limón, la sal y la pimienta negra.

3.Coloque montículos de las cintas de calabaza uniformemente en cuatro platos, luego dollop la mezcla de ricotta en la parte superior. Espolvorear con el aceite de oliva, luego despegar con las hojas de menta.

nutrición:

•Calorías: 90

•Grasa total: 6g

•Colesterol: 10mg

•Carbohidratos totales: 5g

•Fibra: 1g

Tapenade de higo seco

Tiempo de preparación: 5 minutos

Tiempo de cocción: 0 minutos

Porciones: 1

ingredientes:

•1 taza de higos secos

•1 taza de aceitunas kalamata

•1/2 taza de agua

•1 cucharada de tomillo fresco picado

•1 cucharada de aceite de oliva virgen extra

•1/2 cucharadita de vinagre balsámico

Indicaciones:

1.Prepare los higos en un procesador de alimentos hasta que

esté bien picado, agregue agua y continúe procesando para

formar una pasta.

2.Añadir las aceitunas y el pulso hasta que estén bien

mezclados. Añadir tomillo, vinagre, y aceite de oliva virgen extra y pulse hasta que esté muy suave. Mejor servido con galletas de su elección.

nutriciÓn:

•Calorías: 249

•Carbohidratos: 64g

•Grasa: 1g

•Proteína: 3g

Mordeduras de sándwich de pepino

Tiempo de preparación: 5 minutos

Tiempo de cocción: 0 minutos

Porciones: 12

ingredientes:

•Un pepino, cortado en rodajas

•Ocho rebanadas de pan integral

•Dos cucharadas de queso crema, suave

•Una cucharada de cebolleta, picada

•1/4 taza de aguacate, pelado, picado y triturado

•Una cucharadita de mostaza

•Sal y pimienta negra al gusto

Indicaciones:

1.Untar el puré de aguacate en cada rebanada de pan.

2.También, untar el resto de ingredientes excepto las rodajas

de pepino.

3.Divida las rebanadas de pépino en las rebanadas de pan.

4.Cortar cada rebanada en tercios, arreglar en un plato y

servir.

nutriciÓn:

•Calorías: 187

•Grasa: 12.4g

•Fibra: 2.1g

•Hidratos de carbono: 4,5 g

•Proteína: 8.2g

Higos con Mascarpone y Miel

Tiempo de preparación: 5 minutos

Tiempo de cocción: 5 minutos

Porciones: 4

ingredientes:

•1/3 taza de nueces, picadas

•Ocho higos frescos reducidos a la mitad

•1/4 taza de queso mascarpone

•Una cucharada de miel

•1/4 cucharadita de sal marina en copos

Indicaciones:

1.In un frypan con fuego medio, tostar las nueces, a menudo

removiendo, durante 3 a 5 minutos.

2.Coloque los higos cortados hacia arriba en un plato o plato.

Con el dedo, crear una pequeña depresión en el lado cortado

de cada higo y llenar con queso mascarpone. Espolvorear con

un poco de la nuez, rociar con la miel, y añadir una pequeña

pizca de sal marina.

nutrición:

•Calorías: 200

•Grasa total: 13g

•Colesterol: 18mg

•Carbohidratos totales: 24g

•Proteína: 3g

Cursos Principales

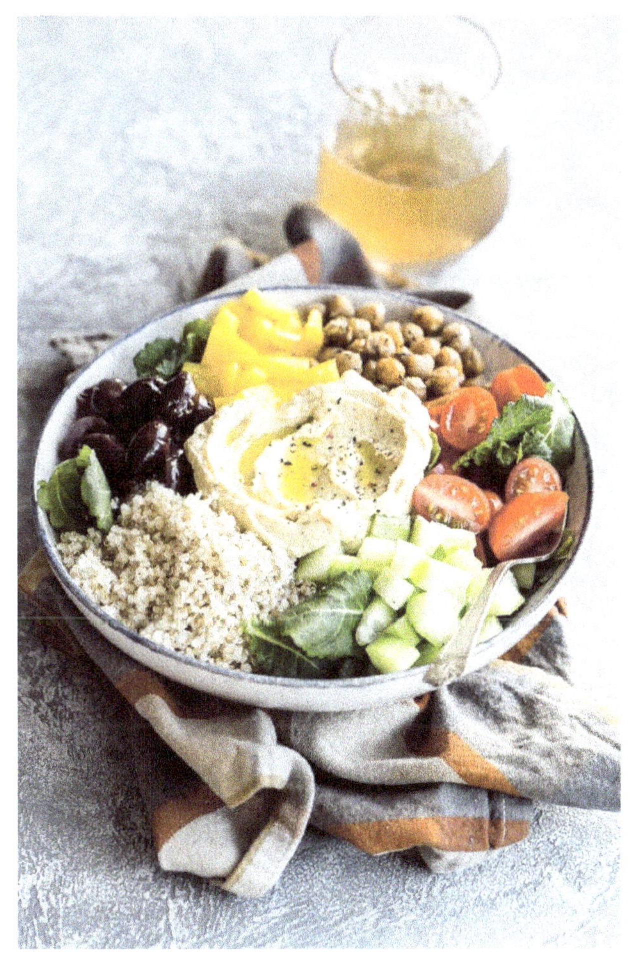

Mac italiano & Queso

Tiempo de preparación: 10 minutos

Tiempo de cocción: 6 minutos

Porciones: 4

ingredientes:

•1 lb. de pasta integral

•2 cucharaditas de condimento italiano

•1 1/2 cucharadita de ajo en polvo

•1 1/2 cucharadita de cebolla en polvo

•1 taza de crema agria

•4 tazas de agua

•4 oz de queso parmesano, rallado

•12 onzas de queso ricotta

•Pimienta

•Sal

Indicaciones:

1.Añadir todos los ingredientes excepto el queso ricotta en la

olla interior de la olla instantánea y remover bien.

2.Cocinar en alto durante 6 minutos. Añadir el queso ricotta y

remover bien y servir.

nutrición:

•Calorías: 388 Grasa: 25,8 g

•Hidratos de carbono: 18,1 g

•Azúcar: 4 g

•Proteína: 22,8 g

•Colesterol: 74 mg

Pasta de pollo italiana

Tiempo de preparación: 10 minutos

Tiempo de cocción: 9 minutos

Porciones: 8

ingredientes:

•Pechuga de pollo de 1 libra, sin piel, sin hueso y cortada en

trozos

•1/2 taza de queso crema

•1 taza de queso mozzarella, rallado

•1 1/2 cucharadita de condimento italiano

•1 cucharadita de ajo picado

•1 taza de setas, en dados

•1/2 cebolla, en dados

•2 tomates, dados

•2 tazas de agua

•16 onzas de pasta penne de trigo integral

•Pimienta

•Sal

Indicaciones:

1.Añadir todos los ingredientes excepto quesos en la olla interior de la olla instantánea y remover bien.

2.Cocinar en alto durante 9 minutos. Añadir los quesos y remover bien y servir.

nutrición:

•Calorías: 328

•Grasa: 8,5 g

•Hidratos de carbono: 42,7 g

•Azúcar: 1,4 g

•Proteína: 23,7 g

•Colesterol: 55 mg

Arroz de pepino oliva

Tiempo de preparación: 10 minutos

Tiempo de cocción: 10 minutos

Porciones: 8

ingredientes:

•2 tazas de arroz, enjuagado

•1/2 taza de aceitunas, deshuesadas

•1 taza de pepino picado

•1 cucharada de vinagre de vino tinto

•1 cucharadita de ralladura de limón, rallado

•1 cucharada de jugo de limón fresco

•2 cucharadas de aceite de oliva

•2 tazas de caldo de verduras

•1/2 cucharadita de orégano seco

•1 pimiento rojo picado

•1/2 taza de cebolla picada

•1 cucharada de aceite de oliva

•Pimienta

• Sal

Indicaciones:

1. Añadir aceite en la olla interior, luego poner la cebolla y saltear durante 3 minutos.

2. Añadir pimiento y orégano y saltear durante 1 minuto. Añadir el arroz y el caldo y remover bien.

3. Cocinar en alto durante 6 minutos.

4. Añadir los ingredientes restantes y remover todo bien para mezclar. Servir de inmediato y disfrutar de ella.

nutrición:

• Calorías 229 Grasa 5.1 g

• Carbohidratos 40.2 g Azúcar 1.6 g

• Proteína 4.9 g Colesterol 0 mg

Pollo con cebollas, patatas, higos y zanahorias

Tiempo de preparación: 5 minutos Tiempo de cocción: 45 minutos

Porciones: 4 Ingredientes:

•2 tazas de patatas alevadas, a la mitad

•Cuatro higos frescos, descuartizado Dos zanahorias, julienned

•Dos cucharadas de aceite de oliva virgen extra

•Una cucharadita de sal marina, dividida

•1/4 cucharadita de pimienta negra recién molida

•Cuatro cuartos de pierna de pollo y muslo

•Dos cucharadas de hojas de perejil frescas picadas

Indicaciones:

1.Precaliente el horno a 425 ° F.

2.In un tazón pequeño, lanza las papas, higos y zanahorias con el aceite de oliva, 1/2 cucharadita de sal marina y la pimienta. Untar en un plato de hornear de 9 por 13 pulgadas.

3.Sazonar el pollo con el resto de 1/2 cucharadita de sal marina. Colómoslo encima de las verduras. Hornearlo durante 35 a 45 minutos, o hasta que las verduras estén suaves y el pollo alcance una temperatura interna de 165 ° F.

4.Espolvorear con perejil y servir.

nutricióN:

•Calorías: 429 Proteína: 52g Carbohidratos totales: 27g

•Grasa total: 12g Colesterol: 131mg

Cordero de pierna asada

Tiempo de preparación: 15 minutos Tiempo de cocción: 2 horas y 30 minutosServas: 12

ingredientes:

•1-112 a 144 onzas de pierna de cordero sin hueso, recortada

•1 taza de caldo de pollo

marinada:

•1/3 taza de romero picado fresco

•2 cucharadas de mostaza de Dijon

•2 cucharadas de aceite de oliva

•8 dientes de ajo picados

•1 cucharadita de salsa de soja reducida en sodio

•1/2 cucharadita de sal

•1/2 cucharadita de pimienta

Indicaciones:

1.Precalentar el horno a 325º F.

2.Combine los ingredientes del adobo y cubra el cordero.

Refrigerar con cubierta durante la noche.

3.Coloque el cordero en un estante usando una sartén de tostado poco profunda con el lado de la grasa hacia arriba.

4.Hornear sin cubierta durante 1 1/2 hora.

5.Verter el caldo, luego cubrir flojamente con papel de aluminio. Hornee durante otras 1 1/2 horas o hasta que la carne se vuelva a su doneness deseado.

6.Deje que el cordero se enfríe durante 10 a 15 minutos antes de cortarlo.

nutrición:

•Calorías: 246

•Carbohidratos: 2 g

•Fibra: 0 g

•Grasas: 11 g

•Sodio: 320 mg

•Proteína: 33 g

Sabores Herb Risotto

Tiempo de preparación: 10 minutos

Tiempo de cocción: 15 minutos

Porciones: 4

ingredientes:

•2 tazas de arroz

•2 cucharadas de queso parmesano, rallado

•oz crema pesada

•1 cucharada de orégano fresco, picado

•1 cucharada de albahaca fresca, picada

•1/2 cucharada de salvia, picada

•1 cebolla picada

•2 cucharadas de aceite de oliva

•1 cucharadita de ajo picado

•4 tazas de caldo de verduras

•Pimienta

•Sal

Indicaciones:

1.Saltear el ajo y la cebolla en 2-3 minutos en una olla con aceite de oliva.

2.Poner el resto de los ingredientes a excepción del queso parmesano y la crema pesada y remover bien.

3.Cook en alto durante 12 minutos. Remover en crema y queso y servir.

nutrición:

• Calorías 514

• Grasa 17,6 g

• Carbohidratos 79,4 g

• Azúcar 2,1 g

• Proteína 8,8 g

• Colesterol 36 mg

Giroscopios de pollo con Tzatziki

Tiempo de preparación: 10 minutos

Tiempo de cocción: 60 minutos

Porciones: 6

ingredientes:

•Pechuga de pollo molida de 1 libra

•Una cebolla, rallado con el exceso de agua escurrida

•Dos cucharadas de romero seco

•Una cucharada de mejorana seca

•Seis dientes de ajo picados

•1/2 cucharadita de sal marina

•1/4 cucharadita de pimienta negra recién molida

•Salsa Tzatziki

Indicaciones:

1.Precaliente el horno a 350 ° F.

2.In un mezclador de soporte o procesador de alimentos, combine el pollo, la cebolla, el romero, la mejorana, el ajo, la sal marina y la pimienta. Mezclar durante unos 2 minutos hasta que la mezcla forme una pasta. Alternativamente,

mezcle estos ingredientes en un recipiente hasta que estén

bien combinados (ver consejo de preparación).

3.Presione la mezcla en una sartén. Hornear durante

aproximadamente 1 hora hasta que alcance una temperatura

interna de 165 ° F. Retirar del horno y dejar reposar durante

20 minutos antes de cortar.

4.Cortar el giroscopio y cucharar la salsa tzatziki sobre la parte

superior.

nutrición:

•Calorías: 289 Proteína: 50g

•Carbohidratos totales: 20g

•Grasa total: 1g

•Colesterol: 67mg

Chuletas de cordero al curry

Tiempo de preparación: 15 minutos Tiempo de cocción: 30 minutos

Porciones: 2

ingredientes:

•4-4 onzas de lomos sin hueso de lomos de cordero

•1 cucharada de aceite de canola

•3/4 taza de jugo de naranja

•2 cucharadas de salsa teriyaki reducida en sodio

•2 cucharaditas de ralladura de naranja rallado

•1 cucharadita de polvo de curry

•1 diente de ajo picado

•1 cucharadita de maicena

•2 cucharadas de agua fría

Indicaciones:

1. Chuletas de cordero marrón en ambos lados sobre el aceite de canola.

2.Combine los otros cinco ingredientes y vierta sobre la sartén. Cubrir y dejar cocer a fuego lento durante 15 a 20 minutos o hasta que el cordero se vuelva tierno. Retirar del fuego y mantener el calor.

3.Combinar los dos últimos ingredientes hasta que esté suave. Mezclar en la sartén goteando y hervir durante 2 minutos o hasta que espese.

4.Servir con arroz al vapor si se desea.

nutrición:

•Calorías: 337

•Hidratos de carbono: 15 g

•Fibra: 1 g

•Grasas: 17 g

•Sodio: 402 mg

•Proteína: 30 g

Panqueques de vainilla

Tiempo de preparación: 15 minutos

Tiempo de cocción: 5 minutos

Porciones: 2

ingredientes:

•6 onzas de yogur natural 1/2 taza de harina integral

•1 huevo, batido 1 cucharadita de extracto de vainilla

•1 cucharadita de levadura en polvo

Indicaciones:

1.Calentar bien la sartén antiadherente. Mientras tanto,

mezclar todos los ingredientes.

2.Verter la mezcla en la sartén en forma de panqueques.

Cocine durante 1 minuto por lado. servir.

nutrición:

•Calorías: 202 Proteína: 11.7gCarbohidratos: 29.4g Grasa: 3.8g

Fibra: 3.7g

Lomo de cerdo italiano

Tiempo de preparación: 15 minutos

Tiempo de cocción: 2 horas y 20 minutos

Porciones: 2

ingredientes:

•1-40 onzas de lomo de cerdo recortado

•1 cucharadita de sal kosher

•3 dientes de ajo triturados y pelados

•2 cucharadas de aceite de oliva virgen extra

•2 cucharadas de romero fresco, picado

•1 cucharada de ralladura de limón, recién rallado

•3/4 taza de vermut seco (o sustituirlo por vino blanco)

•2 cucharadas de vinagre de vino blanco

Indicaciones:

1.Atar el lono con una cuerda de cocina en dos lados y el

medio para que no se aplane.

2.Triturar la sal y el ajo para hacer una pasta. Remover en los

otros ingredientes a excepción del vermut y el vinagre. Frote la mezcla por todo el lono y refrigere sin tapa durante una

hora.

3. Asar lomo a una temperatura precalentada de 375 F,

volteándolo una o dos veces durante 40 a 50 minutos.

Muévalo a una tabla de cortar y déjalo enfriar durante 10

minutos.

4. Mientras se enfría, vierta el vermut y el vinagre en su sartén

de tostado a temperatura media-alta. Cocine a fuego lento

durante 2 a 4 minutos, raspando los trozos marrones y

reduciendo el líquido a la mitad.

5.Quitar la cuerda y cortar el asado. Añadir el exceso de jugo a

la salsa y servir.

nutriCiÓn:

•Calorías: 182

•Hidratos de carbono: 0,6 g

•Fibra: 0,1 g

•Grasas: 8,3 g

•Sodio: 149 mg

• Proteína: 20,6 g

Albóndigas de salsa de cereza

Tiempo de preparación: 30 minutos

Tiempo de cocción: 15 minutos

Raciones: 42

ingredientes:

•1 taza de migas de pan, sazonadas

•1 cebolla picada pequeña

•1 huevo grande ligeramente batido

•3 dientes de ajo picados

•1 cucharadita de sal

•1/2 cucharadita de pimienta

•Carne molida magra de 16 onzas 90%

•Carne de cerdo molida de 16 onzas

salsa:

•1-21 onzas de relleno de pastel de cereza

•1/3 taza de jerez (o caldo de pollo sustituto)

•1/3 taza de vinagre de sidra

•1/4 taza de salsa de carne

•2 cucharadas de azúcar moreno

•2 cucharadas de salsa de soja, reducido en sodio

•1 cucharadita de miel

Indicaciones:

1.Precaliente su horno a 400 F.

2.Mezclar los primeros seis ingredientes y mezclar bien.
Añadir la carne molida y mezclar bien. Dé forma a la mezcla
en bolas de 1 pulgada. Organice en una sartén poco profunda
sobre un estante engrasado.

3.Hornear durante 11 a 13 minutos o hasta que se cocine.
Escurrir el jugo en una toalla de papel.

4.In una cacerola de gran tamaño, combine todos los
ingredientes de la salsa. Hervir la salsa a fuego medio. Cocine
a fuego lento descubierto dentro de 2 a 3 minutos o hasta que
se espese.

5.Añadir las albóndigas remover suavemente hasta que se
caliente a través de.

nutrición:

•Calorías: 76

•Carbohidratos: 7 g

•Fibra: 0 g

•Grasas: 3 g Sodio: 169 mg

•Proteína: 5 g

Chuletas de cerdo en salsa de pepino

Tiempo de preparación: 4 horas y 15 minutos

Tiempo de cocción: 15 minutos

Porciones: 4

ingredientes:

marinar:

• Lomo de cerdo de 16 onzas, cortado en rodajas de 1/2

pulgada de espesor

• 1 cebolla picada pequeña

• 2 cucharadas de zumo de limón

• 1 cucharada de perejil picado fresco

• 2 dientes de ajo picados

• 3/4 cucharadita de tomillo seco

• 1/8 cucharadita de pimienta

Salsa de pepino:

• 1 tomate pequeño sembrado y picado

• 2/3 taza de yogur natural, reducido en grasa

• 1/2 taza de pepino sembrado, picado

•1 cucharada de cebolla, finamente picada

•1/2 cucharadita de jugo de limón

•1/8 cucharadita de ajo en polvo

Indicaciones:

1.Mezclar todos los ingredientes del adobo y marinar las chuletas durante 4 horas (o durante la noche). Cubrir y refrigerar.

2.Combine todos los ingredientes de la salsa de pepino y mezcle. Cubrir y refrigerar.

3. Escurrir y desechar el adobo: coloque las chuletas en una sartén de pollo de engorde engrasada. Asar durante 6 a 8 minutos, cada lado a 4 pulgadas del calor. Servir con salsa de pepino.

nutrición:

•Calorías: 177 Carbohidratos: 8 g Fibra: 1 g

•Grasas: 5 g Sodio: 77 mg Proteína: 25 g

Pasta pesto de espinacas

Tiempo de preparación: 10 minutos

Tiempo de cocción: 10 minutos

Porciones: 4

ingredientes:

•Pasta integral de 8 onzas

•1/3 taza de queso mozzarella, rallado

•1/2 taza de pesto

•5 oz de espinacas frescas

•1 3/4 taza de agua

•8 oz setas, picadas

•1 cucharada de aceite de oliva Sal de pimienta

Indicaciones:

1. Caliente el aceite en la olla y saltee las setas durante 5 minutos.

2.Añadir agua y pasta y remover bien. Poner en alto y cocinar durante 5 minutos. Remover en los ingredientes restantes y servir.

nutrición:

•Calorías: 213

•Grasa: 17,3 g

•Hidratos de carbono: 9,5 g

•Azúcar: 4,5 g

•Proteína: 7,4 g

•Colesterol: 9 mg

Cazuela de setas

Tiempo de preparación: 15 minutos

Tiempo de cocción: 60 minutos

Porciones: 4

ingredientes:

•2 huevos, batidos

•1 taza de setas, cortadas en rodajas

•2 chalotas picadas

•1 cucharadita de mejorana seca

•1/2 taza de corazones de alcachofa, picados

•3 oz de queso Cheddar, triturado

•1/2 taza de yogur natural

Indicaciones:

1.Mezclar todos los ingredientes en un molde de cazuela y

cubrirlo con papel de aluminio.

2.Hornear la cazuela durante 60 minutos a 355ºF.

nutrición:

•Calorías: 156

•Proteína: 11.2g

•Hidratos de carbono: 6,2 g

•Grasa: 9.7g

•Fibra: 1.3g

Chuletas de cordero al curry

Tiempo de preparación: 15 minutos Tiempo de cocción: 30 minutos

Porciones: 2

ingredientes:

•4-4 onzas de lomos sin hueso de lomos de cordero

•1 cucharada de aceite de canola

•3/4 taza de jugo de naranja

•2 cucharadas de salsa teriyaki reducida en sodio

•2 cucharaditas de ralladura de naranja rallado

•1 cucharadita de polvo de curry

•1 diente de ajo picado

•1 cucharadita de maicena

•2 cucharadas de agua fría

Indicaciones:

1. Chuletas de cordero marrón en ambos lados sobre el aceite de canola.

2.Combine los otros cinco ingredientes y vierta sobre la sartén. Cubrir y dejar cocer a fuego lento durante 15 a 20 minutos o hasta que el cordero se vuelva tierno. Retirar del fuego y mantener el calor.

3.Combinar los dos últimos ingredientes hasta que esté suave. Mezclar en la sartén goteando y hervir durante 2 minutos o hasta que espese.

4.Servir con arroz al vapor si se desea.

nutrición:

•Calorías: 337

•Hidratos de carbono: 15 g

•Fibra: 1 g

•Grasas: 17 g

•Sodio: 402 mg

•Proteína: 30 g

Cordero de pierna asada

Tiempo de preparación: 15 minutos Tiempo de cocción: 2

horas y 30 minutosServas: 12

ingredientes:

•1-112 a 144 onzas de pierna de cordero sin hueso, recortada

•1 taza de caldo de pollo

marinada:

•1/3 taza de romero picado fresco

•2 cucharadas de mostaza de Dijon

•2 cucharadas de aceite de oliva

•8 dientes de ajo picados

•1 cucharadita de salsa de soja reducida en sodio

•1/2 cucharadita de sal

•1/2 cucharadita de pimienta

Indicaciones:

1.Precalentar el horno a 325° F.

2.Combine los ingredientes del adobo y cubra el cordero.

Refrigerar con cubierta durante la noche.

3.Coloque el cordero en un estante usando una sartén de

tostado poco profunda con el lado de la grasa hacia arriba.

4.Hornear sin cubierta durante 1 1/2 hora.

5.Verter el caldo, luego cubrir flojamente con papel de

aluminio. Hornee durante otras 1 1/2 horas o hasta que la

carne se vuelva a su doneness deseado.

6.Deje que el cordero se enfríe durante 10 a 15 minutos antes

de cortarlo.

nutrición:

•Calorías: 246

•Carbohidratos: 2 g

•Fibra: 0 g

•Grasas: 11 g

•Sodio: 320 mg

•Proteína: 33 g

Chuletas de cerdo en salsa de pepino

Tiempo de preparación: 4 horas y 15 minutos

Tiempo de cocción: 15 minutos

Porciones: 4

ingredientes:

marinar:

•Lomo de cerdo de 16 onzas, cortado en rodajas de 1/2

pulgada de espesor

•1 cebolla picada pequeña

•2 cucharadas de zumo de limón

•1 cucharada de perejil picado fresco

•2 dientes de ajo picados

•3/4 cucharadita de tomillo seco

•1/8 cucharadita de pimienta

Salsa de pepino:

•1 tomate pequeño sembrado y picado

•2/3 taza de yogur natural, reducido en grasa

•1/2 taza de pepino sembrado, picado

•1 cucharada de cebolla, finamente picada

•1/2 cucharadita de jugo de limón

•1/8 cucharadita de ajo en polvo

Indicaciones:

1.Mezclar todos los ingredientes del adobo y marinar las

chuletas durante 4 horas (o durante la noche). Cubrir y

refrigerar.

2.Combine todos los ingredientes de la salsa de pepino y

mezcle. Cubrir y refrigerar.

3. Escurrir y desechar el adobo: coloque las chuletas en una

sartén de pollo de engorde engrasada. Asar durante 6 a 8

minutos, cada lado a 4 pulgadas del calor. Servir con salsa de

pepino.

nutrición:

•Calorías: 177 Carbohidratos: 8 g Fibra: 1 g

•Grasas: 5 g Sodio: 77 mg Proteína: 25 g

Sabores Taco Rice Bowl

Tiempo de preparación: 10 minutos

Tiempo de cocción: 14 minutos

Porciones: 8

ingredientes:

•1 lb. de carne molida

•8 oz de queso cheddar, rallado

•Frijoles rojos de lata de 14 onzas

•Condimento de taco de 2 onzas

•16 oz de salsa

•2 tazas de agua

•2 tazas de arroz integral

•Pimienta

•Sal

Indicaciones:

1.Set olla instantánea en modo salteado. Añadir la carne a la olla y saltear hasta que se doren. Agregue agua, frijoles, arroz, condimento de tacos, pimienta y sal y revuelva bien.

2.Top con salsa, cocine en alto durante 14 minutos. Añadir el queso cheddar y remover hasta que el queso se derrita. Servir y disfrutar.

nutrición:

•Calorías 464 Grasa 15,3 g

•Carbohidratos 48,9 g

• Azúcar 2,8 g Proteína 32,2 g

•Colesterol 83 mg

Carne de Chile Mediterránea

Tiempo de preparación: 15 minutos

Tiempo de cocción: 25 minutos

Porciones: 4

ingredientes:

•8 onzas de carne molida magra

•4 dientes de ajo picados

•3/4 cucharadita de sal, dividida

•1/4 cucharadita de pimienta

•3 cucharaditas de aceite de oliva, divididas

•1 cebolla roja en rodajas medianas

•2 calabacines medianos, cortados en rodajas

•1 pimiento verde de tamaño mediano

•1-28 onzas pueden dar tomates, sin desanguince

•1 cucharadita de vinagre de vino tinto

•1 cucharadita de albahaca seca

•1 cucharadita de tomillo seco

Indicaciones:

1. Saltear la carne de res en 1/4 de cucharadita de sal, ajo, pimienta y una cucharadita de aceite a fuego medio hasta que la carne se vuelva marrón. Escurrir y retirar. Manténgase caliente.

2.Usando la misma sartén, verter el aceite restante y saltear la cebolla. Añadir calabacín y pimienta verde y remover-cocinar durante 4 a 6 minutos hasta que esté crujiente.

3.Revuelva los ingredientes restantes. Agregue la carne de res y cocine hasta que se caliente, sugirió servir sobre pasta o arroz integral.

nutrición:

•Calorías: 204 Carbohidratos: 18 g

•Fibra: 6 g Grasas: 9 g

•Sodio: 739 mg de roteína: 15 g

marisco

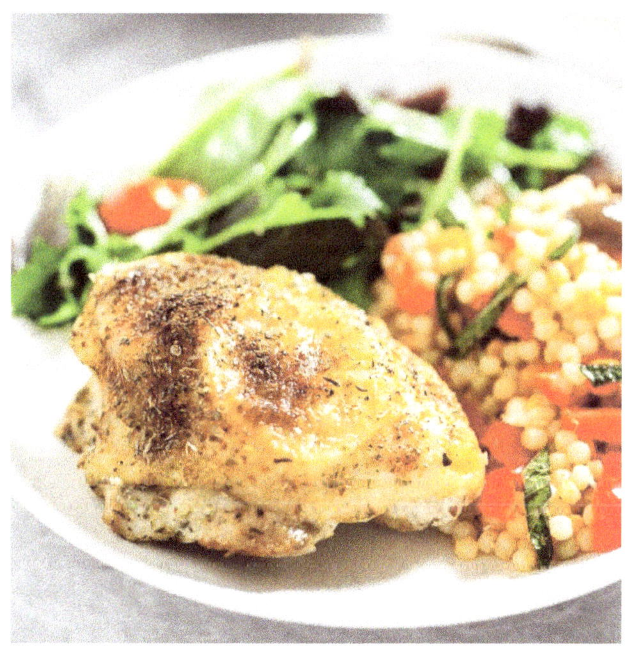

Trucha mariposa al horno con Hinojo de Florencia

Tiempo de preparación: 12 minutos Tiempo de cocción: 18 minutos

Porciones: 6

ingredientes:

Para la ensalada de hinojo de Florencia:

• Hinojo de 2 bulbos, finamente cortado

• Alcaparras de 2 cucharadas

• 1-limón, exprimido

• Hojas de perejil de 1/4 de taza

• 2 cucharadas de aceite de oliva virgen extra

• Sal kosher de 1 cucharadita

• Pimienta recién molida

Para los peces:

• Truchas pequeñas enteras de 6 piezas, limpiadas y mariposas

• 12 ramitas de orégano fresco (dividido)

• Perejil de manojo pequeño de 1 pc

• Cebolla roja pequeña de 1 bulbo, pelada y en rodajas

• Limón grande de 1 PC, finamente cortado en rodajas

• Sal y pimienta

• 1/4 de taza de aceite de oliva virgen extra

Indicaciones:

Para la ensalada:

1. Combine todos los ingredientes de la ensalada de hinojo en un pequeño recipiente de mezcla. Mezclar bien hasta que se combinen bien. reservar.

Para los peces:

2. Precalentar el horno a 400 °F.

3. Lay la trucha mariposa en una hoja de hornear engrasada. Rellena cada trucha con ramitas enteras de 2 de orégano y perejil y rodajas de cebolla roja y limón. Espolvorear con sal y pimienta, y ducharse con aceite de oliva.

4.Coloque la hoja de hornear en el horno precalentado.
Hornear durante 18 minutos hasta que la trucha esté firme y
escamosa. Servir con la ensalada de hinojo.

nutrición:

•Calorías: 580

•Grasas totales: 34g

•Fibra dietética: 5g

•Hidratos de carbono: 10g

•Proteína: 61g

Filete de pez espada al horno

Tiempo de preparación: 10 minutos

Tiempo de cocción: 20 minutos

Porciones: 4

ingredientes:

•3 cucharadas. Aceite de oliva virgen extra, dividido

•3 filetes de pez espada

•Sal genuina

•Pimienta oscura crujientemente molida

•2 pt. Tomates cherry caleidoscópicos, divididos

•1/4 c. Cebolla roja, finamente escindida

•3 cucharadas. Albahaca cortada exiguamente

•Jugo de 1/2 un limón

Indicaciones:

1. Calentar el pollo de engorde a 400 F.

2.In una sartén grande de hierro fundido a fuego alto, calentar 2 cucharadas de aceite, luego poner el pescado en el recipiente y sazonar las tapas con sal y pimienta.

3.Cocinar hasta que el pescado esté sellado por un lado, de 3 a 5 minutos. Voltear y sazonar el lado contrario con sal y pimienta. Expulse la sartén del calor y colócala en el pollo de engorde. Asar en 10 minutos.

4.Hacer la nueva porción de tomate de verduras mixtas: En un tazón grande, unir tomates, cebolla y albahaca. Incluya el aceite de cucharada restante y el exprimido de limón y sazonar con sal y pimienta.

5. Ensalada de cuchara sobre el pescado y servir.

nutrición:

• Calorías: 270 Proteína: 21 g

• Fibra: 2 g Azúcar: 4 g

• Grasa: 18 g

Mejillones Feta-Fusionados Marmite

Tiempo de preparación: 10 minutos Tiempo de cocción: 20 minutos

Porciones: 6

ingredientes:

• Aceite de oliva de 2 cucharadas

• Cebolla mediana de 1 PC, picada

• Vino blanco de 1 taza

• Sal de 1/2 cucharadita

• Mejillones de 2 libras (sin la concha)

• 1-pizca de pimienta de Cayena

• 2-dientes de ajo picados

• Pasta de tomate de 1 cucharada

• 2 onzas de queso feta rallado

• Manojo de perejil, picado

Indicaciones:

1.Precalentar el horno a 400 °F.

2.Calentar el aceite en una olla grande colocada a fuego medio-alto y saltear la cebolla durante 3 minutos hasta que esté tierna. Vierta el vino blanco y agregue el tomate, la sal y los mejillones. Llevar a ebullición hasta que todos los mejillones se abran y el vino se evapore.

3.Añadir la cayena y el ajo. Cocer a fuego lento durante 5 minutos.

4.Sacar la capa superior de los mejillones. Espolvorear los mejillones abiertos con queso feta y perejil.

5.Coloque la olla en el horno precalentado, asar a la parrilla durante 8 minutos hasta que el queso comience a derretirse y aparezca con un color dorado.

nutrición:

•Calorías: 227

•Grasas totales: 10.1g

•Fibra dietética: 0.6g

•Carbohidratos: 9.8g Proteína: 19.8g

Mariscos en salsa en vino blanco

Tiempo de preparación: 10 minutos

Tiempo de cocción: 10 minutos

Porciones: 6

ingredientes:

•2 libras de sepia fresca 1/2 taza de aceite de oliva

•Cebolla grande de 1 PC, finamente picada

•1 taza de vino blanco Robola

•1/4 de taza de agua tibia

•Laurel de 1 pc

•Perejil de 1/2 manojo, picado

•Tomates de 4 piezas, rallados

•Sal y pimienta

Indicaciones:

1.Saque la pieza central dura del cartílago (sepia), la bolsa de tinta y los intestinos de la sepia. Lave la sepia limpiada con agua corriente. Cortarlo en trozos pequeños y drenar el exceso de agua.

2.Calentar el aceite en una cacerola colocada a fuego medio-

alto y saltear la cebolla durante 3 minutos hasta que esté

tierna.

3.Añadir la sepia en rodajas y verter en el vino blanco. Cocine

durante 5 minutos hasta que se cocine a fuego lento.

4.Verter en el agua, luego agregue los tomates, la hoja de

laurel, el perejil, los tomates, la sal y la pimienta. Cocine a

fuego lento la mezcla a fuego lento hasta que las rodajas de

sepia estén tiernas y se dejen con su salsa espesa. Servirlos

calientes con arroz.

nutriciόn:

•Calorías: 308 Grasas totales: 18.1g

•Fibra dietética: 1.5g

•Hidratos de carbono: 8g

•Proteína: 25.6g

Tilapia con Gouda ahumada

Tiempo de preparación: 5 minutos

Tiempo de cocción: 40 minutos

Porciones: 6

ingredientes:

•1 chalote

•1 taza de caldo de pescado

•2 nabos

•1 puerro

•3 dientes de ajo

•1 1/4 libra de tilapia

•6 tomates de tamaño mediano

•1/4 manojo de perejil

•1/4 taza de vino tinto

•1 cucharadita. aceite de oliva

•3 onzas de gouda ahumado

Indicaciones:

1.Lavar y enjuagar los peces en agua helada. Dados todos los tomates, quitar la cubierta de los nabos.

2. Rebanar puerro, picar todo el chalote y el ajo, hacer el perejil picado, y el queso debe ser rallado

3.Poner el aceite de oliva dentro del plato de hornear, colocar chalote, ajo, pescado, nabo. Añadir el vino y caldo, también hornear durante 30 minutos

4.Abrir la cubierta y añadir queso, tomates. Vuelva a ponerlo dentro del horno hasta que el queso se haya derretido. Está listo para ser servido.

nutrición:

•Calorías: 100 carbohidratos: 52g

•Grasa: 2g

•Proteína: 20g

Filetes de pescado de tilapia picante con recubrimiento crujiente

Tiempo de preparación: 5 minutos

Tiempo de cocción: 10 minutos

Porciones: 4

ingredientes:

•Linaza molida de 1/4 de taza

• Almendras de 1 taza, finamente picadas (divididas)

•Filetes de tilapia de 4-6 onzas

•Sal de 1/2 cucharadita

• Aceite de oliva de 2 cucharadas

Indicaciones:

1.Combine la linaza con la mitad de las almendras en un recipiente de mezcla poco profundo para servir como una capa crujiente en lugar de una mezcla de harina.

2.Espolvorear los filetes de tilapia uniformemente con sal.

Dragar el filete en la mezcla de linaza y almendra. reservar.

3.Calentar el aceite de oliva en una sartén pesada de fondo grueso colocada a fuego medio. Añadir los filetes recubiertos, y cocinar durante 4 minutos por cada lado hasta que estén dorados, volteando una vez. Retire los filetes y transfiételos a un plato de servicio.

4.In la misma sartén, agregue las almendras restantes. Brindis por un minuto hasta volverse marrón dorado, revolviendo con frecuencia.

5.Espolvorear las almendras tostadas sobre los filetes de pescado.

nutrición:

•Calorías: 258

•Grasas totales: 21.3g

•Fibra dietética: 4.9g

•Hidratos de carbono: 7,1 g

•Proteína: 11.6g

Sándwich de atún exprimido

Tiempo de preparación: 40 minutos

Tiempo de cocción: 2 horas

Porciones: 8

ingredientes:

•1/2 taza de cebolla roja cortada exiguo

•5 cucharadas de vinagre de vino tinto, aislado

•2 cucharadas de agua burbujeante

•1 porción de 12 pulgadas de trigo integral seco (alrededor de

1 libra)

•2 cucharadas de aceite de oliva virgen extra

•1 cucharada de mostaza de Dijon

•1/2 cucharadita de pimienta molida

•1/4 cucharadita de sal

•2 (5 onzas) frascos de pescado ligero relleno de aceite,

agotado

•1 taza de rúcula infantil rellena

•1 taza de pepino inglés cortado delicadamente

•1 taza de rábanos cortados delicadamente

•1 taza de tomates cherry, cuarteados

•1/2 taza de aceitunas deshuesadas, generalmente hackeadas

•4 enormes huevos de burbujas duras, cortados exiguo

•1/4 taza de albahaca crujiente rellena

Indicaciones:

1.Consolidar la cebolla, 2 cucharadas de vinagre, y el agua en un bol pequeño. Marinar, ocasionalmente mezclando, durante 10 minutos.

2.In el ínterin, corte la porción por el medio horizontalmente. Saque el delicado pan interior de cada mitad, dejando una afuera de 1/2 pulgada.

3. Batir la estancia 3 cucharadas de vinagre, aceite, mostaza, pimienta y sal en un tazón enorme.

4. Canalice la cebolla (deseche el adobo) y agregue al aderezo junto con pescado, rúcula, pepino, rábanos, tomates y aceitunas. Lanzamiento para cubrir.

5. Rellenar la mezcla de pescado en la parte base de la porción. Tapa con huevos, albahaca, y el punto más alto de la porción.

6.Wrap firmemente en envoltura de plástico. Colocar en el refrigerador y pesar con una sartén grande de hierro fundido o una olla enorme durante 2 horas o a medio plazo. Cortar en 8 cortes.

nutrición:

•Calorías: 266

•Grasa: 11,9 g

•Colesterol: 108 mg

•Sodio: 600 mg

•Azúcar: 5 g

•Proteína: 13,4 g

ensaladas

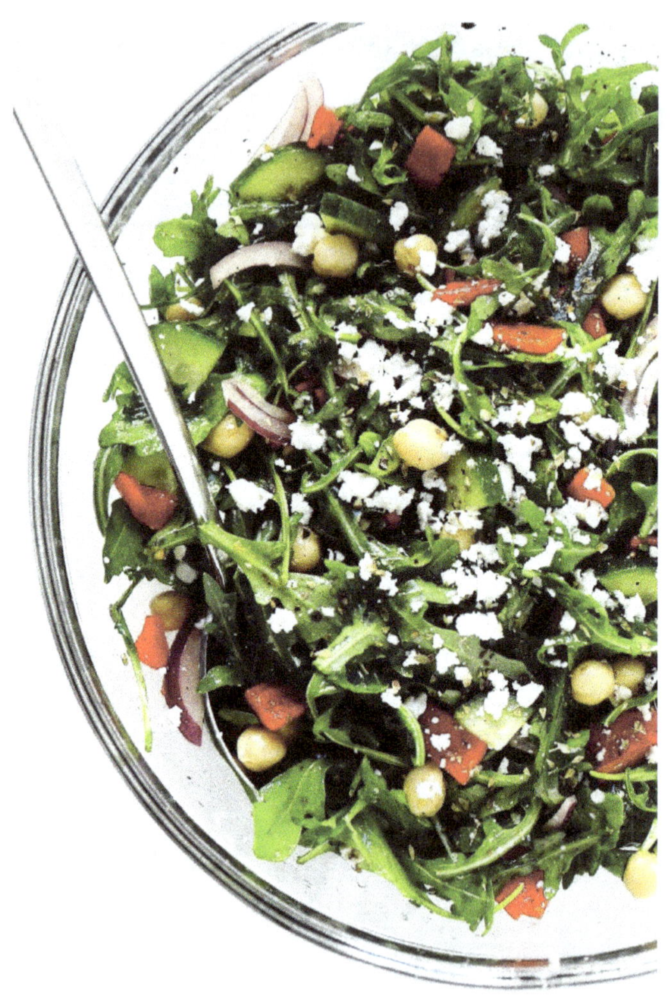

Ensalada de endomosa de naranja

Tiempo de preparación: 5 minutos

Tiempo de cocción: 15 minutos

Porciones: 4

ingredientes:

•Cuatro endomos, cortadas en rodajas

•Una cebolla roja, cortada en rodajas

•Dos naranjas, cortadas en segmentos

•Dos cucharadas de aceite de oliva virgen extra

•Sal y pimienta al gusto

Indicaciones:

1.Combine todos los ingredientes en un tazón de ensalada.

•Añadir sal y pimienta al gusto y servirlo lo más fresco

posible. Nutrición: Calorías: 123 Grasa: 7.2g Proteína:

1.8gCarbohidratos: 15.1g

Ensalada de lima y miel de frutas

Tiempo de preparación: 5 minutos

Tiempo de cocción: 0 minutos

Porciones: 8

ingredientes:

•2 plátanos grandes en rodajas .5 lb. arándanos frescos

•1 lb. fresas frescas 2 cucharadas de miel

•1 lima exprimido.33 taza de piñones

Indicaciones:

1.Descascarar y cortar en rodajas las fresas y los plátanos. Combine los arándanos, fresas y plátanos en un tazón.

2.Rociarlos con jugo de lima y miel. Remover bien y espolvorear con las nueces antes de servir.

nutriciÓn:

•Calorías: 115 Grasas: 3,3 g Carbohidratos: 22,3 g

•Fibra: 3,2 g Proteína: 2,4 g

Ensalada de lentejas de salmón ahumado

Tiempo de preparación: 5 minutos Tiempo de cocción: 25 minutos

Porciones: 4

ingredientes:

•1 taza de lentejas verdes, enjuagado 2 tazas de caldo de verduras

•1/2 taza de perejil picado

•Dos cucharadas de cilantro picado

•Un pimiento rojo picado

•Una cebolla roja, sal picada y pimienta al gusto

•4 onzas de salmón ahumado, triturado

•Un limón, exprimido

Indicaciones:

1.Combinar el caldo y las lentejas en una cacerola. Cocine a fuego lento durante -20 minutos o hasta que todo el líquido se haya absorbido por completo.

2.Transferir las lentejas a un tazón de ensalada y añadir el

perejil, cilantro, pimiento rojo y cebolla. Sazonarlo con sal y

pimienta.

3.Añadir el salmón ahumado y el zumo de limón y mezclar

bien.

4.Servir la ensalada fresca.

nutriciÓn:

•Calorías:233

•Grasa:2.0g

•Proteína:18.7g

•Hidratos de carbono: 35,5 g

Ensalada de lentejas libanesas con ajo y hierbas

Tiempo de preparación: 15 minutos Tiempo de cocción: 40 minutos

Porciones: 6

ingredientes:

•1 taza de lentejas verdes 4 cucharadas (o según sea necesario) aceite de oliva

•10-12 dientes de ajo .75 taza de menta fresca

•.75 taza de perejil fresco .25 cucharaditas molidas allspice

•4 cucharadas de jugo de limón recién exprimido 1,5 cucharaditas de comino molido Pimienta negra recién agrietada y sal (según se desee)

Indicaciones:

1.Retire las piedras o lentejas rotas y enjuáguelas bien. Vierta en una cacerola con tres tazas de agua. Espere a que hierva, luego cocine a fuego lento suavemente hasta que las lentejas estén tiernas (25-30 min.).

2.Mientras las lentejas cocinan, pican los dientes de ajo.

Calentar de dos a tres cucharadas de aceite de oliva en una

sartén. Se laesta en el ajo y se saltea a fuego lento (7-8 min.).

Apague el calor.

3.Picar finamente la menta y el perejil. Batir el jugo de limón,

dos cucharadas de aceite, comino, y allspice.

4. Cuando las lentejas estén tiernas, escurra los líquidos y

vierta en un recipiente de mezcla.

5.Recaliente la sartén de ajo y vierta la mezcla de aderezo de

jugo de limón para calentar durante aproximadamente un

minuto.

6.Agregue el aderezo con las lentejas, hierbas frescas, sal y

pimienta. Servir la ensalada caliente o a temperatura

ambiente.

7.Servirlo hasta por dos días con un spritz de jugo de limón

fresco - servido a temperatura ambiente.

nutrición:

•Calorías: 18 Grasas: 1 g Carbohidratos: 21 g

• Fibra: 10 g Proteína: 1 g

Ensalada Insalata Caprese II

Tiempo de preparación: 10 minutos Tiempo de cocción: 0 minutos

Porciones: 8 Ingredientes:

•16 onzas.pkg. Pasta orzo

•.75 lb. camarones cocidos

•14 onzas pueden llenar de agua corazones de alcachofa

•1 taza de pimiento rojo dulce

•.75 taza de cebolla roja

•1 taza de pimiento verde

•.5 taza de aceitunas griegas deshuesadas

•.5 taza de perejil

•.33 taza de eneldo picado

•.75 taza vinagreta griega

Indicaciones:

1.Pelar y devein el camarón y cocinar. Divida cada uno en tercios (recuento de 31 a 40). Picar finamente las cebollas y los pimientos.

2.Preparar el orzo, escurrir y enjuagar el orzo con agua fría. Escurrir bien. Picar/picar el perejil y el eneldo. Combine los camarones, orzos, aceitunas, hierbas y verduras.

3.Espolvorear con vinagreta y toss. Refrigerar y cubrir hasta que llegue el momento de comer. Servir como una deliciosa ensalada de acompañamiento.

nutrición:

•Calorías: 397 Grasas: 12 g Carbohidratos: 52 g

•Fibra: 3 g Proteína: 18 g

Ensalada tailandesa con aderezo de lima cilantro

Tiempo de preparación: 5 minutos

Tiempo de cocción: 20 minutos

Porciones: 2

ingredientes:

•1/4 taza de anacardos

•1/4 taza de hojas de menta frescas

•1/4 taza de hojas frescas de albahaca tailandesa

•1/4 cucharadita de salsa de pescado

•1/2 taza de papaya verde, julienned

•1/2 cucharadita de miel

•Una cabeza de lechuga de hoja verde, picada

•Un puñado suelto de cilantro fresco

•Una cucharada de jugo de lima

•Una cucharadita de aminoácidos de coco

•Tres cucharadas de aceite de oliva

•Tres mandarinas, peladas y segmentadas

Indicaciones:

1. Prepare el aderezo de lima-cilantro mezclando miel, cilantro fresco, salsa de pescado, aminoácidos de coco, jugo de lima y aceite en un recipiente de mezcla. Mezclar y luego dejar a un lado.

2.Prepare la ensalada mezclando los seis ingredientes restantes. Desese todo para distribuir los ingredientes.

3. Lanzar el aderezo para ensaladas en las verduras.

4.Servir refrigerado.

nutrición:

•Calorías por porción: 649.8

•Grasa: 57,4 g

•Proteína: 7,5 g

•Carbohidratos: 25,8 g

postres

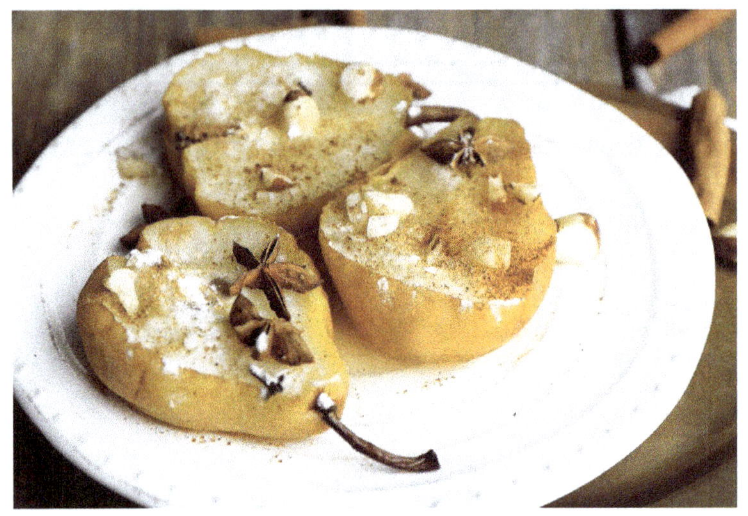

Crema de cereza

Tiempo de preparación: 2 horas

Tiempo de cocción: 0 minutos

Porciones: 4

ingredientes:

• 2 tazas de cerezas, picadas y picadas

• 1 taza de leche de almendras

• 1/2 taza de crema batidora

• Tres huevos batidos

• 1/3 taza de stevia

• Una cucharadita de jugo de limón

• 1/2 cucharadita de extracto de vainilla

Indicaciones:

1. In tu procesador de alimentos, combina las cerezas con la leche y el resto de ingredientes. Pulso bien.

2. Dividir en tazas y mantener en la nevera durante 2 horas antes de servir.

nutrición:

•Calorías: 200

•Grasa: 4,5 g

•Fibra: 3,3 g

•Carbohidratos: 5,6 g

•Proteína: 3,4 g

Blackberry y Manzanas Cobbler

Tiempo de preparación: 10 minutos

Tiempo de cocción: 30 minutos

Porciones: 6

ingredientes:

•3/4 taza de stevia 6 tazas de moras

•1/4 taza de manzanas, con núcleo y en cubos

•1/4 cucharadita de polvo para hornear

•Una cucharada de jugo de lima

•1/2 taza de harina de almendras

•1/2 taza de agua

•Tres y 1/2 cucharada de aceite de aguacate

•Spray de cocina

Indicaciones:

1.In un tazón, mezclar las bayas con la mitad de la stevia y el jugo de limón, espolvorear un poco de harina por todas partes, batir y verter en un plato de hornear engrasado con spray de cocina.

2.In otro tazón, mezcle la harina con el resto del azúcar, el polvo de hornear, el agua y el aceite, y revuelva todo con las manos.

3.Extender sobre las bayas, introducir en el horno a 375 grados F, y hornear durante 30 minutos. Servir caliente.

nutrición:

•Calorías: 221

•Grasa: 6,3 g

•Fibra: 3,3 g

•Carbohidratos: 6 g

•Proteína: 9 g

Key Lime Pie

Tiempo de preparación: 15 minutos

Tiempo de cocción: 8 minutos

Porciones: 8

ingredientes:

•1 (9 pulgadas) preparado graham cracker crust

•3 tazas de leche condensada edulzada

•1/2 taza de crema agria

•3/4 taza de jugo de lima

•1 cucharada de ralladura de lima rallado

Indicaciones:

1.Calentar el horno a 350 F.

2.Mezcle la leche condensada, la crema agria, el jugo de lima y la ralladura de lima en un tazón mediano, luego colóquela en la corteza de graham cracker.

3.Hornear en el horno dentro de 5 a 8 minutos hasta que las pequeñas burbujas de agujero estallen en la superficie de la torta.

4.Enfriar bien el pastel antes de servir. Decorar con rodajas de
lima y crema batida si se desea.

nutriciÓn:

•Calorías: 553

•Grasa: 20,5 gramos

•Hidratos de carbono: 84,7 g

•Proteína: 10,9 g

•Colesterol: 45 mg

•Sodio: 324 mg

Té verde y crema de vainilla

Tiempo de preparación: 2 horas Tiempo de cocción: 0 minutos

Porciones: 4

ingredientes:

•14 onzas de leche de almendras, caliente Dos cucharadas de té verde en polvo Una cucharadita de gelatina en polvo 14 onzas crema pesada Tres cucharadas de stevia Una cucharadita de extracto de vainilla

Indicaciones:

1.Mezclar la leche de almendras con el té verde en polvo, a continuación, los ingredientes restantes. Batir bien, enfriar, dividir en tazas y mantener en la nevera durante 2 horas antes de servir.

nutrición:

•Calorías: 120 Grasa: 3 g Fibra: 3 g

•Carbohidratos: 7 g Proteína: 4 g

Pastel de té negro

Tiempo de preparación: 10 minutos

Tiempo de cocción: 35 minutos

Porciones: 8

ingredientes:

•Seis cucharadas de té negro en polvo

•2 tazas de leche de almendras, calentada

•1 taza de aceite de aguacate

•2 tazas de stevia Cuatro huevos

•Tres cucharaditas de polvo para hornear

•Dos cucharaditas de extracto de vainilla

•Tres y 1/2 tazas de harina de almendras

•Una cucharadita de bicarbonato de sodio

Indicaciones:

1.Mezclar la leche de almendras con el aceite, la stevia y los ingredientes restantes y batir bien.

2.Verter esto en una sartén de pastel forrada con papel de

pergamino, introducir en el horno a 350 grados F y hornear

durante 35 minutos.

3.Deje el pastel para enfriar, cortar y servir.

nutriciÓn:

•Calorías: 200

•Grasa: 6,4 g

•Fibra: 4 g

•Carbohidratos: 6,5 g

•Proteína: 5,4 g

Cuadrados de limón frío

Tiempo de preparación: 30 minutos

Tiempo de cocción: 0 minutos

Porciones: 4

ingredientes:

- 1 taza de aceite de aguacate

- Dos plátanos, pelados y picados

- Una cucharada de miel

- 1/4 taza de jugo de limón

- Una pizca de ralladura de limón, rallado

Indicaciones:

1.In su procesador de alimentos, mezcle los plátanos con el resto de los ingredientes. Pulso bien y se extiende en el fondo de una sartén engrasada con una llovizna de aceite.

2.Introducir en la nevera durante 30 minutos, cortar en cuadrados, y servir.

nutrición:

- Calorías: 136

•Grasa: 11,2 g

•Fibra: 0,2 g

•Carbohidratos: 7 g

•Proteína: 1,1 g

Ruibarbo Fresa Crujido

Tiempo de preparación: 15 minutos

Tiempo de cocción: 45 minutos

Porciones: 8

ingredientes:

•1 taza de azúcar blanca

•3 cucharadas de harina multiusos

•3 tazas de fresas frescas, cortadas en rodajas

•3 tazas de ruibarbo, cortadas en cubos

•1 1/2 taza de harina

•1 taza de azúcar moreno envasado

•1 taza de mantequilla

•1 taza de avena

Indicaciones:

1.Precalentar el horno a 190 ° C.

2.Mezclar el azúcar blanco, fresas, 3 cucharadas de harina,

más ruibarbo en un bol grande. Ponga la masa en un plato de

hornear de 9 x 13 pulgadas.

3.Mezclar 1 1/2 tazas de harina, azúcar moreno, mantequilla y

avena hasta obtener una textura desmenuzada. Es posible que

desee utilizar una licuadora para esto. Desmenuzamiento la

mezcla de ruibarbo y fresa.

4.Hornear en el horno dentro de 45 minutos o hasta que esté

crujiente y marrón claro.

nutrición:

•Calorías: 253

•Grasa: 10,8 g

•Hidratos de carbono: 38,1 g

•Proteína: 2,3 g

•Colesterol: 27 mg

•Sodio: 78 mg

Tarta de higos

Tiempo de preparación: 10 minutos

Tiempo de cocción: 60 minutos

Porciones: 8

ingredientes:

•1/2 taza de stevia

•6 higos, cortados en cuartos

•1/2 cucharadita de extracto de vainilla

•1 taza de harina de almendras

•Cuatro huevos batidos

Indicaciones:

1.Extender los higos en la parte inferior de una sartén springform forrado con papel de pergamino.

2.In un bol, combinar los otros ingredientes, batir y verter sobre los higos.

3.Hornear a 375 grados F durante 1 hora, voltear el pastel al revés cuando haya terminado y servir.

nutrición:

- Calorías: 200

- Grasa: 4,4 g

- Fibra: 3 g

- Carbohidratos: 7,6 g

- Proteína: 8 g

www.ingramcontent.com/pod-product-compliance
Lightning Source LLC
Chambersburg PA
CBHW060948050726
47592CB00003B/1152